DES ANOMALIES

DE LA

RÉFRACTION DE L'ŒIL

NOTIONS THÉORIQUES ET OBSERVATIONS CLINIQUES

PAR

LE Dr FERDINAND MONOYER

PROFESSEUR AGRÉGÉ A LA FACULTÉ DE MÉDECINE DE STRASBOURG.

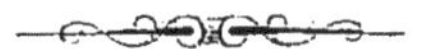

STRASBOURG

TYPOGRAPHIE DE G. SILBERMANN.

1868.

DES ANOMALIES

DE LA

RÉFRACTION DE L'ŒIL.

NOTIONS THÉORIQUES ET OBSERVATIONS CLINIQUES.

J'ai présenté récemment à la Société de médecine de Strasbourg[1] une malade affectée d'un très-haut degré d'*hypermétropie.* Cette présentation m'a conduit tout naturellement à exposer sommairement l'état actuel de la science touchant les troubles de la vision qui résultent d'un vice de la réfraction de l'œil. L'hypermétropie appartient, en effet, à ce groupe d'affections qui relèvent directement de l'optique médicale et qui forment, à l'heure présente, sous le nom d'*anomalies de la réfraction*, un des chapitres les plus intéressants, les mieux étudiés et les plus rigoureusement scientifiques de l'ophthalmologie. Or depuis une dizaine d'années, grâce au génie investigateur et aux recherches persévérantes d'un illustre physiologiste et ophthalmologiste hollandais, le chapitre des anomalies de la réfraction a été, on peut le dire, refait à neuf et de main de maître : aux anomalies anciennement connues, la myopie et la presbytie, M. Donders en a ajouté deux nouvelles, l'*hypermétropie* et l'*astigmatisme;* de plus, il a détruit l'erreur qui consistait à regarder la myopie et la presbytie comme deux états opposés; il a montré que la myopie a pour contraire l'hypermétropie et que la presbytie appartient à un

---

[1] Voir le *Procès-verbal de la Société de médecine de Strasbourg*, séance du 2 avril 1868.

autre sous-groupe d'affections : tandis que la myopie et l'hypermétropie sont des anomalies de la réfraction proprement dite, la presbytie est une anomalie de l'accommodation, à preuve que le même œil peut être à la fois myope et presbyte. Ce n'est pas tout : les travaux de M. Donders ont encore mis en évidence ce fait remarquable et d'une importance pratique qui saute aux yeux, à savoir que l'hypermétropie et la myopie sont fréquemment l'origine première de quatre autres affections, l'hypermétropie engendrant l'*asthénopie accommodative* et le *strabisme convergent;* la myopie entraînant à sa suite l'*asthnéopie musculaire* et le *strabisme divergent.*

A peine les admirables découvertes auxquelles je viens de faire allusion eurent-elles été portées à la connaissance du monde savant, que les ophthalmologistes de tous les pays s'en emparèrent pour en faire profiter la pratique oculaire. Mais il ne semble pas que le public médical, en général, ait mis le même empressement à accueillir ces nouvelles conquêtes de la science, si on en juge du moins par la manière dont les anomalies de la réfraction sont exposées actuellement encore dans les ouvrages classiques français [1]. Ce n'est pas que les auteurs puissent, en ce qui concerne cette question, exciper de leur ignorance des langues étrangères, car les analyses et les traductions françaises n'ont pas fait défaut aux publications de

[1] Trop souvent, il est vrai, qui dit ouvrage *classique* dit ouvrage *arriéré.* Cette remarque ne s'applique pas aux publications récentes spécialement consacrées à l'ophthalmologie et notamment à l'excellent *Traité des maladies des yeux*, du docteur Wecker (Paris 1867), qui renferme une traduction française de l'ouvrage dans lequel M. Donders a réuni l'ensemble de ses recherches sur les *anomalies de la réfraction et de l'acommodation et leurs suites.* Le travail du savant hollandais a été résumé sous une forme aphoristique par l'auteur lui-même, dans un opuscule que nous avons traduit sous le titre : *Les anomalies de la réfraction de l'œil et leurs suites*, par F. C. Donders, traduction faite sous les yeux de l'auteur par le Dr F. Monoyer; in-8° de 54 pages. Paris 1865.

M. Donders. Cependant il y a une circonstance atténuante qui explique jusqu'à un certain point la lenteur avec laquelle les découvertes de l'école d'Utrecht, relatives aux aberrations de la vision, se répandent en dehors du domaine spécial de l'ophthalmologie : cette circonstance, je la trouve dans ce fait que les questions de réfraction sont d'une étude particulièrement difficile, en ce qu'elles font appel à des connaissances de physique et même de mathématiques peu familières à la plupart des lecteurs.

Dans les explications que j'ai données devant la Société de médecine, à l'occasion de la malade affectée d'hypermétropie, j'ai évité le plus possible les considérations d'optique et de mathématiques, qui ne sont pas absolument indispensables à l'intelligence du sujet, et je me suis appliqué à les présenter sous une forme élémentaire. C'est là ce qui m'engage à reproduire ici ces explications, dans la pensée qu'elles contribueront peut-être à vulgariser des notions d'une haute importance théorique et pratique. Réussirai-je à me faire comprendre et à ne pas rebuter le lecteur? je n'ose l'espérer; car il y a double difficulté à exposer des idées nouvelles en opposition avec les théories classiques, et à remplacer la précision et la concision de la langue usitée dans les sciences exactes par le vague et les longueurs du langage ordinaire.

A l'appui des développements théoriques qui vont suivre, je me propose de donner, pour chaque anomalie de la réfraction, des exemples puisés dans le *Recueil des observations de la Clinique ophthalmologique de la Faculté de médecine,* comme je l'ai fait pour l'hypermétropie ; le fait clinique sera la confirmation de la proposition théorique et lui servira en quelque sorte de passe-port.

Avant de parler de l'hypermétropie en particulier et des autres anomalies de la réfraction, nous croyons utile de présenter quelques généralités sur le mécanisme de la vision au point de vue optique et sur les divers genres de défectuosités qui peuvent l'atteindre.

I. Des conditions optiques de la vision nette.

Réfraction permanente ou réfraction proprement dite et réfraction variable ou accommodation.

Pour que la lumière extérieure soit perçue, il faut et il suffit d'abord qu'aucun obstacle n'en empêche l'arrivée au fond de l'œil dans la couche des bâtonnets de la rétine; ensuite que l'impression lumineuse faite sur la membrane sensible puisse se transmettre au *sensorium commune* par l'intermédiaire du nerf optique. Mais, quand il s'agit de *voir,* c'est-à-dire de distinguer les objets, une troisième condition devient nécessaire : chaque point de la rétine ne doit recevoir que des rayons lumineux provenant d'un seul et même point de l'objet. Cette dernière condition se trouve réalisée chez l'homme et dans les animaux supérieurs par la présence en avant de la membrane sensible d'un système de milieux transparents (humeur aqueuse, cristallin, corps vitré), séparés les uns des autres par des surfaces à courbure régulièrement sphérique, dans l'état physiologique (cornée, faces antérieure et postérieure du cristallin); cet appareil dioptrique réfracte les rayons lumineux provenant d'un point de l'objet, de façon à les faire de nouveau concourir, après la réfraction, en un point unique, qui est l'*image* ou, comme on dit en optique, le *foyer conjugué* du premier.

L'analyse mathématique, d'accord avec l'expérience, a montré qu'au point de vue du résultat final, le système réfringent de l'œil agit à la manière d'une lentille convergente ou biconvexe. Or on sait qu'une lentille de ce genre donne en général une image *réelle, renversée* et *rapetissée*[1] des objets situés

---

[1] Nous n'avons pas à nous occuper du cas où l'image est *virtuelle* et *droite*, ni même de celui où, tout en étant réelle et renversée, elle a une grandeur égale ou supérieure à celle de l'objet, par la raison fort simple que ces cas ne se présentent pas dans les conditions ordinaires de la vision.

de l'autre côté du système réfringent, image exactement semblable à l'objet et y correspondant point pour point. Quand l'objet est extrêmement éloigné, quand il est à l'*infini*, comme disent les mathématiciens, son image occupe en arrière de la lentille une position déterminée, qui a reçu le nom de *foyer principal*, ou, par abréviation, simplement celui de *foyer*. A mesure que l'objet se rapproche de la lentille, son image, se déplaçant dans le même sens, s'éloigne du foyer, et d'autant plus rapidement que l'objet est déjà plus près de la lentille. Pour une même distance de l'objet, l'image est d'autant moins éloignée de la lentille que celle-ci a un foyer moins long; or si, toutes choses égales d'ailleurs, l'image est plus rapprochée, il est évident que l'action réfringente ou la *force* de la lentille est plus considérable; en comparant, par exemple, deux lentilles ayant, l'une 100 centimètres de longueur focale et l'autre 1 centimètre, on voit que la force ou le *pouvoir réfringent* de la première est à la force de la seconde comme la longueur focale 1 de la seconde est à la longueur focale 100 de la première; on peut, en conséquence, représenter le pouvoir réfringent de la lentille de 100 centimètres par la fraction 1/100. Il en serait de même pour toute autre lentille comparée à la lentille de 1 centimètre; d'une manière générale, *la force d'une lentille est en raison inverse de sa longueur focale;* on peut donc exprimer le degré de son pouvoir réfringent par une fraction ayant l'unité pour numérateur et la distance du foyer pour dénominateur[1].

---

[1] Cette manière d'exprimer le degré du pouvoir réfringent n'est pas commode en pratique; elle présente, en effet, deux inconvénients: elle ne permet pas de comparer immédiatement des pouvoirs réfringents donnés, puisque des fractions ne sont comparables qu'autant qu'elles sont réduites au même dénominateur; en second lieu, l'ophthalmologiste se trouve, à chaque instant, dans le cas de calculer la somme ou la différence de deux pouvoirs réfringents; or les opérations arithmétiques qu'on effectue sur les fractions sont toujours, sinon difficiles, du moins longues et fastidieuses. Un moyen extrêmement

On sait, en outre, qu'en plaçant un écran (feuille de papier blanc, lame de verre dépolie etc.) au point même où les rayons réfractés se réunissent pour former une image *réelle*, celle-ci se dessine sur l'écran et y reproduit en petit, et dans une position renversée, mais avec une netteté parfaite, tous les détails et les contours de l'objet : chaque point de l'image correspond à un point différent de l'objet. Il n'en est plus de

---

ingénieux et simple a été proposé pour parer à ces deux inconvénients : il consiste à prendre pour *unité de réfraction* le pouvoir réfringent d'une lentille convenablement choisie et à exprimer le pouvoir réfringent de toute autre lentille par un nombre *entier* qui indique le nombre d'unités de réfraction auquel est égal le pouvoir réfringent de la lentille considérée. Supposons, par exemple, qu'on prenne pour unité le pouvoir réfringent de la lentille qui a 100 centimètres de longueur focale, et c'est à notre avis le seul choix auquel on doive s'arrêter si l'on veut introduire le système décimal dans les mesures optiques : le nombre 1 représentera donc la force d'une lentille de 100 centimètres de longueur focale ; une lentille dont la longueur focale ne serait que de 50 centimètres, c'est-à-dire serait moitié moindre, aurait un pouvoir réfringent double, qu'on représenterait, en conséquence, par le nombre 2, et ainsi de suite.

L'application de ce nouveau système de notation aux verres de lunettes, l'introduction du système métrique dans les mesures optiques, et l'adoption d'une série de verres à termes équidistants, telles sont les trois questions qui ont été posées au dernier Congrès international d'ophthalmologie, tenu à Paris en 1867, et dont l'étude a été renvoyée à une Commission. Les deux premières questions sont résolues dans le même sens, celui de l'affirmative, par tous les ophthalmologistes ; on est aussi d'accord sur la nécessité d'avoir une série de verres convexes ou concaves dont chaque terme diffère du précédent d'*une* unité de réfraction ; mais il y a divergence d'opinions quant au choix de cette unité. Pour notre part, nous ne sommes pas partisan des réformes incomplètes, et en conséquence nous n'hésitons pas à recommander l'adoption, pour unité de réfraction, de la lentille qui a 100 centimètres ou 1 mètre de longueur focale ; du moment qu'on fait usage du système métrique, le choix de l'unité de réfraction n'est plus arbitraire ; c'est le mètre qui doit servir de base.

même quand l'écran est placé soit en deçà, soit au delà du lieu de formation de l'image; dans l'un et l'autre cas, les rayons réfractés rencontrent l'écran avant ou après leur point de concours, et y forment un dessin *confus*, puisque chaque point de l'objet éclaire, non pas un point unique de l'écran, mais une petite surface circulaire, et que, par conséquent, ces cercles empiètent les uns sur les autres; de là, le défaut de netteté de l'image dessinée sur l'écran, défaut d'autant plus marqué que l'écran est plus loin de l'endroit assigné à l'image par les lois de la réfraction.

Ces préliminaires établis et compris, l'étude des conditions auxquelles doit satisfaire la réfraction de l'œil pour procurer une vision nette devient d'une simplicité extrême. Les milieux réfringents oculaires remplissent, en effet, le rôle de lentille convergente et déterminent la formation d'images réelles qui vont se peindre sur la rétine, faisant l'office d'écran. Or nous avons vu que, sous le rapport de la réfraction, la seule condition nécessaire pour la netteté de la vision, c'est que l'image rétinienne des objets extérieurs soit nette, quelque grandeur qu'elle ait du reste; si cette image est confuse, la vue l'est aussi. Nous avons indiqué, d'autre part, les circonstances dans lesquelles la rétine, comme tout autre écran, reçoit une image nette.

Cela posé, dans un œil normalement constitué au point de vue de la réfraction, la rétine est placée de manière à occuper une position qui coïncide avec le foyer principal du système réfringent de l'œil; dans ce cas, pour qu'un objet extérieur donne une image qui tombe exactement dans la rétine, qui par conséquent s'y dessine nettement, il faut que cet objet soit placé à une distance extrêmement considérable de l'œil, qu'il soit à l'infini; l'image rétinienne étant nette, il en est de même de la vision. Un œil ainsi constitué est dit *emmétrope* (Donders); on voit que, pour cet œil, le *point le plus éloigné de la vision distincte* (*punctum remotum*) est situé à l'infini.

Mais il est des yeux, et ce sont de beaucoup les plus nombreux, où la rétine est placée, soit en avant, soit en arrière du foyer principal du système dioptrique. Dans ces cas, un objet situé à l'infini n'est pas vu distinctement, puisque son image, se faisant au foyer principal, ne saurait se dessiner nettement sur la rétine qui se trouve en deçà ou au delà du lieu de formation de l'image. On appelle, en général, *œil amétrope* celui dans lequel la rétine n'est pas placée au foyer principal.

L'amétropie offre deux cas à considérer, selon que le foyer de l'œil est situé en avant ou en arrière de la membrane sensible.

Supposons d'abord que le foyer soit placé en avant de la rétine : dans ce cas, l'image d'un objet infiniment éloigné se formera avant de rencontrer l'écran rétinien, et par conséquent l'objet sera vu confusément; mais si on le rapproche peu à peu de l'œil, son image s'éloigne du foyer pour se rapprocher de la rétine; il arrive donc un moment où l'objet occupe une position telle que l'image correspondante tombe exactement dans la couche des bâtonnets et procure alors une vision nette. C'est en cela que consiste l'anomalie de la réfraction, connue depuis fort longtemps sous le nom de *myopie*. Pour un œil myope, le point le plus éloigné de la vision distincte, au lieu d'être situé à l'infini, comme pour l'emmétrope, est placé à une distance *finie* en avant de l'œil.

Considérons maintenant le cas où le foyer principal tombe en arrière de la rétine; on a alors affaire à l'anomalie que M. Donders nomme *hypermétropie*, et on voit bien clairement que c'est là l'état opposé à la myopie. Chez l'hypermétrope, l'image d'un objet infiniment éloigné se forme derrière la rétine; l'objet se rapproche-t-il, l'image correspondante marchant dans le même sens, s'éloigne encore davantage de la rétine; en conséquence, un œil ainsi organisé ne voit distinctement les objets à aucune distance, à moins de mettre en jeu une fonction physiologique, l'accommodation, qui a pour effet d'augmenter l'action réfringente du système et d'en diminuer par là la longueur focale; encore faut-il, pour que l'accommodation suffise à corriger l'hypermétropie, que celle-ci ne soit pas d'un degré trop élevé; mais, pour le moment, nous laissons entièrement de côté les modifications qui sont le fait de l'accommodation, et nous poserons d'une manière générale que l'hypermétrope est disposé de façon à ne voir bien, ni de loin, ni de près.

N'y a-t-il vraiment aucune position de l'objet pour laquelle l'image correspondante se dessine exactement dans la rétine de l'hypermétrope? Matériellement, non. Mais, en adoptant les conventions du langage des sciences physiques, nous pourrons dire qu'une image peut être amenée à se faire dans la rétine même, si l'objet correspondant est placé *virtuellement* à une distance finie et déterminée en arrière de l'œil. Pour comprendre le sens de ces expressions, il est nécessaire d'examiner d'un peu plus près que nous ne l'avons fait jusqu'ici l'influence de la réfraction sur la direction des rayons lumineux qui pénètrent dans l'intérieur de l'œil. Quand un objet, un point lumineux par exemple, est placé en avant de l'œil, il envoie dans toutes les directions des rayons lumineux qui *divergent*, c'est-à-dire qui vont en s'écartant les uns des autres; une partie de ces rayons divergents tombent sur la cornée, pénètrent dans l'œil et, par l'effet de la réfraction, sont déviés de manière à se rapprocher les uns des autres et à se rencontrer pour former l'image; la réfraction a donc rendu convergents des rayons primitivement divergents. Plus l'objet s'éloigne, plus est faible la divergence des rayons qu'il envoie sur l'œil; et quand il est à l'infini, les rayons arrivent à l'état de parallélisme; or, en même temps que l'objet s'éloigne, l'image correspondante se rapproche, et cet effet résulte de l'augmentation de convergence des rayons réfractés. Dans l'œil hypermétrope, quand l'objet, étant situé à l'infini, envoie des rayons parallèles, l'image correspondante se forme au foyer principal, en arrière de la rétine; les rayons réfractés ne sont pas assez convergents pour se réunir dans la rétine même; mais il est évident que, si les rayons incidents ont déjà une certaine convergence, la réfraction augmentera cette convergence et rapprochera ainsi l'image, de manière à la placer en avant du foyer principal. Si la convergence préalable des rayons incidents est proportionnée au degré de l'hypermétropie, l'image pourra donc être amenée à coïncider avec la rétine et à procurer une vision nette. Or, quand les rayons incidents sont divergents, ils partent d'un point situé en avant de l'œil; tombent-ils, au contraire, en convergeant, les rayons ou plutôt leurs directions prolongées ont leur point de concours en arrière de l'œil; ce point joue en quelque sorte le rôle d'objet, mais d'objet *virtuel,* parce qu'il n'est pas réellement le point de départ des rayons incidents, mais seulement le point où ceux-ci iraient s'entre-croiser s'ils étaient prolongés.

Comme conséquence des explications que nous venons de donner, nous dirons donc que pour l'hypermétrope *le point le plus éloigné de la vision distincte est situé à une distance finie en arrière de la rétine.* On sait maintenant ce qu'il faut entendre par là: un objet ne peut pas être placé réellement dans la position où il serait vu distinctement par l'hypermétrope; mais quand nous nous occuperons spécialement de l'hypermétropie, nous indiquerons par quel artifice on arrive à obtenir qu'un objet placé en avant de l'œil envoie des rayons convergents, comme s'il était placé en arrière de la rétine.

En résumé, les yeux se divisent en *emmétropes* et en *amétropes.* Dans l'emmétropie, le foyer principal du système réfringent de l'œil est situé exactement dans la rétine pendant le repos de l'accommodation; dans l'amétropie, ce point est situé soit en avant de la rétine (*myopie*), soit en arrière de cette membrane (*hypermétropie*). Le point le plus éloigné de la vision distincte est donc placé à l'infini pour l'œil emmétrope, à une distance finie en avant de la rétine pour le myope, et à une distance finie en arrière de cette membrane pour l'hypermétrope.

Myopie et hypermétropie, telles sont, en définitive, les deux anomalies opposées de la réfraction de l'œil, dont les surfaces réfringentes sont régulièrement sphériques; quand cette dernière condition n'est pas remplie, il se présente une troisième anomalie de réfraction, l'*astigmatisme,* que nous laissons provisoirement de côté pour ne pas compliquer la question.

Nous avons supposé jusqu'ici que la réfraction était fixe et invariable pour un même œil; c'était là une hypothèse destinée seulement à simplifier l'étude et à classer les phénomènes. En réalité et à l'état physiologique, l'œil jouit de la faculté d'augmenter dans une certaine mesure le degré de sa réfraction, et, par suite, de diminuer sa longueur focale. De là la possibilité de voir nettement à différentes distances. Supposons, par exemple, qu'un œil soit emmétrope, c'est-à-dire organisé de façon à ce que sa rétine occupe exactement le lieu où vient se former l'image d'un objet infiniment éloigné; cet objet se rapproche-t-il, l'image correspondante s'éloigne et tombe ainsi en arrière de la rétine, si l'état de la réfraction ne varie pas; si, au contraire, la réfraction augmente d'une quantité convenable en rapport avec la nouvelle position de l'objet, l'image restera toujours à la même distance et ne sortira pas de la rétine; la vue conservera donc sa netteté, quoique l'objet ait changé de position. On appelle *accommodation* cette propriété que possède l'organe visuel de pouvoir s'*accommoder* ou s'*adapter* à la distance des objets, en augmentant son pouvoir réfringent. On sait que l'accommodation est bien positivement et uniquement le résultat d'un accroissement de convexité du cristallin, et que ce changement de courbure de la lentille organique paraît être sous la dépendance du muscle ciliaire; mais on est encore réduit aux conjectures en ce qui concerne le mécanisme intime de cette importante fonction.

Ce qu'il nous importe de faire remarquer, c'est que le pouvoir accommodatif a une limite : il arrive un moment où l'objet est trop près de l'œil pour que l'accommodation soit en état de maintenir l'image correspondante dans la rétine; il existe donc un point en deçà duquel la vision commence à ne plus être nette; ce point est désigné sous le nom de *punctum proxi-*

mum, ou point le plus rapproché de la vision distincte. Pour l'emmétrope, par exemple, à l'âge de vingt ans, le *punctum proximum* est situé en moyenne à 10 centimètres en avant de l'œil; chez le myope, ce point est encore plus rapproché; il est, au contraire, plus éloigné chez l'hypermétrope; car le pouvoir accommodatif ayant à peu près la même valeur dans tous les yeux, à l'état physiologique et à égalité d'âge, la position réelle du *punctum proximum* dépend, toutes choses égales d'ailleurs, de celle du *punctum remotum*.

En résumé, l'œil possède, à l'état de repos, un état de réfraction minimum qui détermine la position du *punctum remotum;* l'accommodation peut augmenter graduellement le degré de cette réfraction jusqu'à un certain maximum auquel correspond le *punctum proximum;* la vision des objets situés dans l'intervalle des deux points extrêmes est distincte; cet intervalle représente ce qu'on appelle *l'étendue de l'accommodation*. Quant au *pouvoir accommodatif*, c'est-à-dire à la quantité maxima de pouvoir réfringent qui est ajoutée par le fait de l'accommodation, il a pour mesure le pouvoir réfringent d'une lentille convergente qui, placée devant l'œil, produirait le même effet que l'accommodation, et permettrait de voir nettement un objet situé au *punctum proximum*, sans que l'état primitif de la réfraction des milieux oculaires ait varié[1].

Nous avons dit précédemment que les défauts de la vue qui ont leur origine dans une position anormale du *punctum remotum* et conséquemment du foyer principal, constituent ce qu'on appelle les *anomalies de la réfraction permanente* ou *réfraction proprement dite*. On conçoit qu'il y ait aussi des *anomalies de la réfraction variable* ou *de l'accommodation*. Le pouvoir accommodatif peut diminuer; alors l'étendue de l'accommodation devient plus petite, le *punctum proximum* s'éloigne et l'œil n'est plus en état de voir nettement les objets d'aussi près

[1] Le pouvoir accommodatif d'un adulte de vingt ans est, à l'état physiologique, égal à 10 unités décimales de réfraction.

qu'il le faisait avant d'avoir perdu de sa force d'accommodation. Or, plus les dimensions d'un objet sont petites, plus il doit être rapproché de l'œil, pour qu'on en puisse reconnaître la forme et les détails. Je suppose, par exemple, qu'il s'agisse de caractères d'imprimerie qui ne soient reconnaissables qu'à la distance de 20 centimètres, et que, d'autre part, le point le plus rapproché de la vision distincte ait reculé jusqu'à 50 centimètres : si nous plaçons l'objet en question à 20 centimètres, l'image correspondante et par suite la vision n'est pas nette; si nous l'éloignons jusqu'à 50 centimètres, l'image rétinienne est nette, mais en même temps trop petite pour permettre à l'œil de reconnaître la forme détaillée de l'objet; dans ces conditions, il n'est plus possible de lire les caractères d'imprimerie que nous avons pris pour exemple.

Nous nous trouvons ici en présence d'une anomalie de l'accommodation, depuis longtemps connue sous le nom de *presbyopie* ou *presbytie*. On voit dès maintenant que la presbyopie n'est en aucune façon l'état opposé à la myopie, celle-ci étant une anomalie de la réfraction permanente, et l'autre une anomalie de l'accommodation; il n'y a, à vrai dire, aucune relation entre ces deux affections, et elles peuvent, comme il nous sera facile d'en donner des exemples, coexister dans le même œil.

Nous aurons encore à parler de ce trouble fonctionnel dans lequel l'accommodation, ne pouvant pas être relâchée entièrement, se trouve dans un état de tension permanente, de spasme tétanique, qui peut donner à un œil emmétrope l'apparence de la myopie.

En terminant ces généralités, je ne saurais me dispenser d'appeler encore une fois l'attention sur la nouvelle manière de classer et d'envisager les défauts de la vue. Anciennement, et jusque dans ces derniers temps, on confondait la réfraction permanente de l'œil avec la réfraction variable qui dépend de l'accommodation; le point de repère qui servait de base à la classification correspondait à une distance arbitraire qu'on nommait fort improprement la *distance de la vision distincte*, comme si l'accommodation n'était pas à même de rendre la vision distincte dans toute l'étendue comprise entre le *punctum remotum* et le *punctum proximum;* tout œil dont le *punctum remotum* était situé en deçà du point correspondant à cette distance dite de la vision distincte était réputé myope; quand c'était le *punctum proximum* qui reculait au delà de ce même point, on avait affaire à la presbyopie. En ce qui concerne cette dernière affection, on était dans le vrai; mais c'était méconnaître la nature de la myopie que de l'opposer à la presbyopie et de la déterminer par rapport au même point de repère. M. Donders est venu débrouiller ces notions confuses : il a établi entre la réfraction permanente et l'accommodation une ligne de démarcation bien tranchée; à la réfraction permanente appartiennent les anomalies qui résultent de la position défectueuse du *punctum remotum* et par suite du foyer principal le plus long. Quand, au contraire, c'est la position vicieuse du *punctum proximum* qui nuit à l'accomplissement régulier de la fonction visuelle, l'anomalie est du ressort de l'accommodation.

Les développements dans lesquels nous sommes entré sont bien incomplets et bien superficiels; j'espère néanmoins qu'ils nous suffiront à faire comprendre la cause et le mécanisme des phénomènes pathologiques que nous allons voir apparaître dans l'étude clinique des anomalies de la réfraction et de l'accommodation.

www.ingramcontent.com/pod-product-compliance
Ingram Content Group UK Ltd.
Pitfield, Milton Keynes, MK11 3LW, UK
UKHW021019220726
13924UKWH00001B/68

9 782019 942335